Harald-Robert Bruch

Onkologische Patienteninformation in Massenmedien am Beispiel des Darmkrebses

SCIENTIA NOVA
Das interdisziplinäre Wissenschaftsmagazin
Sonderdruck 1/2015

Institut für Akademische Zusammenarbeit
Institute for Academic Cooperation

Marosi Verlag

Bibliographische Information der Deutschen Nationalbibliothek
Die Deutsche Nationalbibliothek verzeichnet diese Publikation in der Deutschen Nationalbibliographie. Detaillierte bibliographische Daten sind im Internet über http://dnb.d-nb.de abrufbar.

Prof. Dr. med. Harald-Robert Bruch, M.Sc., Ph.D.
Onkologie Rheinland, Praxiskooperation Bonn-Euskirchen-Rheinbach
für Blut- und Krebserkrankungen
Europaring 42, D-53123 Bonn
bonner-onkologen@t-online.de
www.onkologie-rheinland.de

Dr. phil. Silvia Marosi, Ludwigshafen am Rhein
marosiverlag@gmx.de &
Institut für Akademische Zusammenarbeit
Institute for Academic Cooperation
Tonhallenstraße 19, D-47051 Duisburg

Druck: Books on Demand GmbH, Norderstedt
Printed in Germany 2015

ISBN 978-3-945636-03-9
ISSN 1861-4043

Herausgeber	Institut für Akademische Zusammenarbeit Institute for Academic Cooperation Tonhallenstraße 19, D-47051 Duisburg Telefon +49 203 9413091 Telefax +49 203 9413092
Redaktionsleitung	Rechtsanwalt Dr. iur. JUDr. Klaus U. Groth (V.i.S.d.P.) Dr. oec. Rainer Schreiber (V.i.S.d.P.)
Ausführende Redakteurin/Verlag	Dr. phil. Silvia Marosi, Marosi Verlag, Ludwigshafen

Inhalt

Onkologische Patienteninformation in Massenmedien am Beispiel des Darmkrebses 7

Oncological Patient Information in the Mass Media using Bowel Cancer as an Example 25

Onkologische Patienteninformation in Massenmedien am Beispiel des Darmkrebses

ZUSAMMENFASSUNG

Das vielfältige Angebot an Information über Darmkrebs wird von Patienten und deren Angehörigen aufgrund unterschiedlicher Lebensalter und deren Medien-Sozialisation unterschiedlich genutzt. Die Patienten nutzen überwiegend Fernsehen und Printmedien, die Angehörigen überwiegend Internet und Printmedien. Die Bedeutung der generellen Information in Massenmedien über die Erkrankung Darmkrebs nimmt für die Patienten im Laufe der Erkrankung bedeutsam ab und wird durch die spezifische Detailinformation des Behandlungsteams ersetzt. Es besteht Bedarf, durch Sonderpublikationen in Print- und Online-Medien das Behandlungsteam im Laufe einer fortschreitenden Behandlungsdauer von Darmkrebspatienten zu unterstützen, z.B. mit Informationen zu Hautnebenwirkungen, Blutarmut oder Fatigue.

EINLEITUNG

In der Onkologie dient die Patienteninformation krebskranken medizinischen Laien und deren Angehörigen. Die Patienteninformation soll beiden Gruppen helfen, die Krebskrankheit bezüglich ihrer Symptome, ihrer Untersuchungs- und Behandlungsmöglichkeiten einschließlich der medizinischen und nicht-medizinischen Leistungserbringer zu verstehen, einzuordnen und auszuwählen oder abzulehnen. Über Nutzen, Risiken und unerwünschte Wirkungen, aber auch vor nutzlosen, überflüssigen und schädlichen Maßnahmen sollen die Patienteninformationen warnen.

Da Krebskrankheiten in der industrialisierten Welt ein Massenphänomen darstellen, findet die Information hierüber in diversen Publikationsmedien statt. Neben Printmedien wie Zeitungen, Zeitschriften, Büchern, Infobroschüren, Mailings und Plakaten werden zunehmend digitale Formate in Medien wie Internet, E-Mailings, Fernsehen, Rundfunk und Telefon angeboten und genutzt. Ziel der Arbeit ist, die Verwendung dieser Massenmedien durch Betroffene und Angehörige am Beispiel der Diagnose Darmkrebs in einer onkologischen Praxiskooperation mit 3 Standorten im Großraum Köln/Bonn (Bonn, Euskirchen, Rheinbach) in den Kontext des vorhandenen Angebotes zu setzen.

Material und Methoden

Im Zeitraum 1.10.2013 bis 30.10.2013 wurden die bezüglich der Diagnose Darmkrebs zur Verfügung stehenden Massenmedien (Angebot) aus den Kategorien Zeitungen, Zeitschriften, Internet, Bücher, Informationsbroschüren, Radio, Fernsehen, telefonische Informationen, Plakate, Anzeigen/Briefe/E-Mails und Leitlinien/Vorträge untersucht.

Weiterhin wurde die Verwendung der Formate dieser Massenmedien durch Betroffene analysiert (Nachfrage). Dabei wurden zum einen die vorhandenen Formate systematisch erfasst und zum anderen Patienten sowie Angehörige zu deren subjektiven Nutzung und Bedeutung für die Diagnose und Behandlung befragt. Diese Patientenbefragung zur Mediennutzung bei Darmkrebs in der Onkologischen Schwerpunktpraxis Bonn-Euskirchen-Rheinbach, die ca. 250.000 Menschen im Großraum Köln/Bonn onkologisch versorgt, umfasste 54 an Darmkrebs erkrankte und aktiv mit Chemo-/Immuntherapie behandelte Patienten und erfolgte mittels eines standardisierten Fragebogens.

Ergebnis

Das Angebot von Patienteninformationen zu Darmkrebs wurde bezüglich der Kategorien Zeitungen, Zeitschriften, Internet, Bücher, Informationsbroschüren, Radio/Rundfunk, Fernsehen, telefonische Informationen, Plakate, Anzeigen/Briefe/E-Mails und Leitlinien/Vorträge erfasst.

- **Zeitungen**

In den überregionalen Tageszeitungen wird die Diagnose Darmkrebs in den Hauptausgaben, Beilagen und Online-Ausgaben mit Informationen für Patienten und Angehörige behandelt (BILD: Archiv n=320; FAZ, Frankfurter Allgemeine Zeitung: Archiv n=133; Die Welt: Archiv n=243). Ein großer Teil der Artikel umfasst Meldungen in den Wirtschafts- und Börsenteilen der Zeitungen, wo über neue Studienergebnisse von Medikamenten und Therapieverfahren berichtet wird. Aufgrund der Auflagenhöhe (BILD 2,5 Millionen; FAZ 330.000; WELT 225.000) stellen diese Zeitungen numerisch bedeutsame Quellen zur Information über Darmkrebs dar. Allerdings ist die Auflagenhöhe der Zeitungen in den letzten 2 Dekaden massiv rückläufig (BILD von 5 auf 2,5 Millionen täglich), so dass die Bedeutung dieser Medien tendenziell abnehmend ist.

In den regionalen Zeitungen (z.B. Generalanzeiger Bonn, Auflagenhöhe 73.000: Archivsuche n=5) findet das Thema Darmkrebs nur geringe Berücksichtigung, insbesondere als Hinweis auf Patienteninformationstage von Leistungsanbietern oder eine spezielle Telefonsprechstunde durch die Tageszeitung. Bemerkenswert ist, dass die regionalen Zeitungen – im Gegensatz zu den getrennt agierenden überregionalen Zeitungen – ihre Artikel seit 1983 in einem Online-Archiv (genios.de) sammeln. Immerhin 37.000 Einträge haben dabei in irgendeiner Form mit Darmkrebs zu tun. Durch eine komfortable Suchfunktion über Schlagworte und Sortierung nach Erscheinungsdatum kann sich der Leser rasch zu Detailthemen wie „Darmkrebs und Vorsorge“ informieren. Bei diesem Medium zeigt sich eine gute Verknüpfung von Aktualität in Printmedien und Informationsdatenbank, aufgebaut aus regionalen Zeitungsartikeln zur raschen Verfügbarkeit auch über die aktuelle Auflage hinaus.

- **Zeitschriften**

In den wöchentlich publizierten Nachrichten-Magazinen wie Focus (Archivsuche: n=723) und Spiegel (Archivsuche: n>100) wird das Thema Darmkrebs regelmäßig mit Aspekten wie Diagnostik, Therapie, Nachsorge, Ernährung und Erkrankung von Prominenten behandelt. Beide Nachrichtenmagazine erreichen mit einer Auflagenhöhe von über 500.000 (Focus) bzw. ca. 900.000 (Spiegel) eine große Verbreitung, allerdings sind die Verkaufszahlen beim Focus seit 1998 mit 32 Prozent und beim Spiegel mit 15 Prozent signifikant rückläufig. Insofern ist die zunehmende Bedeutung des Online-Angebotes dieser Medien einschließlich Archivsuche zu interessierenden Themen zu erwähnen. Auch hier entwickelt sich eine Simultan-Nutzung von gedrucktem Nachrichtenmagazin mit Online-Ausgabe und Online-Archiv.

In den wöchentlich, zweiwöchentlich, monatlich oder vierteljährlich herausgegebenen Magazinen der sogenannten Regenbogenpresse oder „gelben Presse" (Yellow Press, Yellow Journalism, Auflagenhöhe 21 Millionen, davon 9 Millionen wöchentlich), die insbesondere sogenannte Frauenzeitschriften und Männer-Gesundheitsmagazine umfasst, wird Darmkrebs überwiegend unter Berücksichtigung von Gesundheitsempfehlungen bezüglich Ernährung und Früherkennung, aber auch durch Bezug auf betroffene Prominente thematisiert. In einer Stichprobe am 26.10.2013 wurden die in einem großen Supermarkt ausliegenden Zeitschriften der Yellow Press auf den Begriff Darmkrebs gescreent. In 136 Zeitungen fand sich einmal in „lifeline"[1] der Begriff Darmkrebs im Rahmen eines Artikels zum Thema „Check up, wann muss ich zum Arzt, 20 Symptome von A-Z". Unter der Rubrik „Durchfall" wurde neben entzündlichen Darmerkrankungen und Schilddrüsenüberfunktion auch der Darmkrebs als eine mögliche, wenn auch seltene Erklärung aufgeführt, ohne dass eine weitere Abklärung empfohlen oder aufgezeigt wurde. In der gleichzeitig ausliegenden Ausgabe von „Freizeit aktuell" vom 10. November 2013 wurde ein „Großes Extra: Von Fachärzten empfohlen: Die 28 besten Vorsorge-

[1] *lifeline*. – Herbst 1-2013, S. 34f.

Tests für ein langes Leben" offeriert. Dieser Bericht enthält keinerlei Hinweis auf eine Darmkrebsvorsorge, nicht einmal mittels Test auf Blut im Stuhl, geschweige denn eine Vorsorge-Darmspiegelung als Standardverfahren.[2] Lediglich in seltenen Ausnahmefällen nimmt die Yellow Press derartige Informationen zur Darmkrebsvorsorge expertenbasiert in ihr Themenspektrum auf, z.B. im Rahmen von Apothekerzeitschriften[3] für Patienten (Apothekenumschau: n=74) und Fachpersonal (DAZ: n=277). Ob dies an der fehlenden Nachfrage angesichts der unter 20%igen Teilnahmequote endoskopischer Darmkrebsvorsorge, dem „unappetitlichen" Vorbereitungsmodus mit Abführtrinklösungen oder dem mit Scham belegten endoskopischen Untersuchungsverfahren liegt, muss dahinstehen.

In der Meidung von sachlichen Patienteninformationen unterscheiden sich die sogenannten Frauenzeitschriften nicht von den sogenannten Männer-Gesundheitszeitschriften. Dies gilt auch für die Online-Ausgaben dieser Yellow Press-Formate (Archivabfrage Zielgruppe Frauen – Gala: n=18, Freundin: n=8, Brigitte: n=13, Maxi Wunderweib: n=11, Women´s Health: n=6, Cosmopolitan: n=5, Fem: n=4, AMICA: n=3, JOY: n=1, Für Sie: n=0, Petra: n=0; Zielgruppe Männer – Men´s Health: n=8).

Eine bedeutsame Ausnahme stellt die „Bunte" dar. Der am 25. November 1967 geborene Felix Burda, Sohn des Herausgebers Hubert Burda aus erster Ehe, starb Ende Januar 2001 an Darmkrebs. Die Felix Burda Stiftung[4] setzt sich folgerichtig für die Darmkrebsvorsorge und Aufklärung über diese Erkrankung, unter anderem auch durch vielfältige Publikationen in der Zeitschrift „Bunte" (Archivabfrage n=119, Auflage 562.666 wöchentlich) ein.

---

2 *Freizeit aktuell*. – 10. November 2013, S. 63ff.

3 Bruch, H.-R. (2013): *Vorsorgekoloskopie*. – Vive 2013; deutsche-apotheker-zeitung.de

4 felix-burda-stiftung.de

- **Internet**

Das Internet bietet heute eine breite Palette von Angeboten zur Information über Darmkrebs überwiegend über Homepages von Leistungsanbietern (Ärzte überwiegend kooperierend in Darmzentren[5], Krankenhäuser[6], Pharmaindustrie[7]). Daneben gibt es Angebote der Selbsthilfegruppen[8], unabhängiger Beratungsdienste[9], von Befragungshotlines[10] und im Internet verfügbare Datenbanken mit patientengerechten Informationen[11]. Fast alle Printmedien haben darüber hinaus einen Online-Auftritt oder stellen ihre Informationen als PDF herunterladbar ins Netz.

Neben digitalen Schriftmedien erfreuen sich Video-Portale wie YouTube (Archivabfrage n=2.180) und andere[12] zunehmender Beliebtheit im Internet zur Patienteninformation bezüglich Darmkrebs. Selbst modernste wissenschaftliche Informationen werden hier zeitnah, teilweise durch Laien und Betroffene, teilweise durch Fachexperten aus der Ärzteschaft, patientengerecht aufbereitet dargeboten. Auf die Notwendigkeit des eigenhändigen Seriositäts-Checks durch gesunden Menschenverstand oder einer Nachfrage bei ärztlichen Fachleuten bei Internet-basierten Informationen wird allerdings auch im Internet zu Recht gerade auch vom Laien-Netzwerk Wikipedia[13] eindrücklich hingewiesen: „Beiträge können falsch sein und möglicherweise gesundheitsgefährdende Empfehlungen enthalten".

Soziale Medien wie Facebook (10 Gruppen mit ca. 200 Mitgliedern) haben, wahrscheinlich aufgrund des jungen Nutzeralters, das Thema

---

[5] idzb.de/
[6] chi.charite.de/behandlung/krebserkrankungen/darmkrebs/; darmzentrum-bonn.de/Diagnose_Darmkrebs.htm
[7] darmkrebszentrale.de/serviceseite/hilfreiche-adressen-und-links. – Hrsg. Roche
[8] ilco.de; dccv.de
[9] onkologie-aspekte.de
[10] krebsinformation.de
[11] Uptodate.com
[12] Youtube.com; onkologie-aspekte.de
[13] wikipedia.org/wiki/Wikipedia:Hinweis_Gesundheitsthemen

noch nicht hinreichend für sich besetzt. Andererseits sind Leistungsanbieter in sozialen Medien vernetzt (Archivabfragen für das Stichwort „Darmkrebs“: XING: n=52, LinkedIn: n=17, Twitter: n=5).

Diskussionsforen wie sogenannte Chatrooms stellen demgegenüber eine häufige und wichtige Möglichkeit des Erfahrungsaustausches für bereits von der Krankheit Darmkrebs Betroffene untereinander und mit Fachexperten[14] dar. Neben direktem Austausch im Chatroom finden diese Frage-Antwort-Gespräche auch via Telefon, im Fernsehen oder bei Telefonsprechstunden von Zeitungen statt und werden teilweise nachfolgend in Protokollform ins Internet hochgeladen[15].

- **Bücher**

Zur Patienteninformation bei Darmkrebs stehen bezüglich Ernährung, Vorsorge und Behandlung diverse Patienten-Ratgeber in der lokalen Buchhandlung und im Online-Buchhandel zur Verfügung (Amazon: n=192, Lehmanns: n=79, Thalia: n=38). Auffallend ist dabei allerdings die Angebotsspanne im Online-Buchhandel.

- **Informationsbroschüren**

Durchgesetzt haben sich in der Patienteninformation die durch die Ärzteschaft unterstützten Broschüren der Deutschen Krebshilfe, die als Printmedium oder downloadfähige PDF dem Interessierten kostenfrei und aktuell (Stand 3/2013) zur Verfügung stehen[16]. Neben Privatpersonen können auch Anbieter im Gesundheitswesen größere Mengen der Informationsbroschüren bei der Deutschen Krebshilfe anfordern und diese dann auslegen oder an Interessierte übergeben. Als weitere

---

[14] krebs-kompass.org qualimedic.de/alle_sprechstunden.html

[15] bild.de/ratgeber/gesundheit/darmkrebs/live-sprechstunde-mit-krebs-experten-11566778.bild.html; extern1.mz-web.de/mz-mec/chatProtocol.do?action=show&topicId=246&1268385331132; http://www.ndr.de/fernsehen/sendungen/visite/chat/chatdarmkrebsvorsorge101.html

[16] krebshilfe.de/wir-informieren/material-fuer-betroffene/blaue-ratgeber.html: Darmkrebs, Stand 3/2013

Anbieter dienen aber auch Selbsthilfegruppen wie die Deutsche ILCO – Selbsthilfeorganisation für Stomaträger und Menschen mit Darmkrebs[17] und andere, die über den Krebsinformationsdienst in Heidelberg ihre Broschüren und Informationsblätter anbieten[18].

Aber auch die Krankenkassen, z.B. die Techniker Krankenkasse[19], informieren ihre Mitglieder und deren Angehörige in Druckform und mittels downloadfähiger PDF aus dem Internet über das Thema Darmkrebs, insbesondere im Zusammenhang mit der gesetzlich durchgeführten Vorsorge.

Die Pharmaindustrie, z.B. Roche Pharma[20], bietet eine ganze Palette von gedruckten und als PDF beziehbaren Informationsbroschüren, insbesondere natürlich zum Thema der medikamentösen Tumortherapie. Darüber hinaus bieten Leistungsanbieter, vor allem die Kassenärztlichen Vereinigungen, z.B. in Bayern[21], entsprechendes Informationsmaterial. Im Übrigen erhalten alle Patienten, die im Rahmen von zertifizierten Darmkrebszentren behandelt werden, bei der Entlassung aus der stationären Behandlung eine Informationsmappe mit entsprechendem Informationsmaterial über die Weiterbehandlungsformen nach der Operation bei Dickdarmkrebs oder über die Vorbehandlung bei Mastdarmkrebs vor der Operation.

- **Radio/Rundfunk**

Neben gelegentlichen Expertenbefragungen[22] werden in diesem Medium auch von den Krankenkassen unterstützte Informationen zum

---

[17] ilco.de: Darmkrebs

[18] krebsinformationsdienst.de/wegweiser/broschueren/darmkrebs.php

[19] tk.de/centaurus/servlet/contentblob/197958/Datei/1744/TK-Broschuere-Darmkrebs-Frueherkennung.pdf

[20] roche.de/pharma/indikation/onkologie/darmkrebs/5000.html

[21] kvb.de/fileadmin/kvb/dokumente/Praxis/Infomaterial/GesundheitPraevention/KVB-Broschuere-Patienteninformation-Darmkrebsfrueherkennung.pdf

[22] gastro-theilmeier.de/index.php?cid=137&PHPSESSID=8b7152af6fb3cff335528e6c5b2c6e94

Darmkrebs angeboten, sogenannte Radio-O-Töne[23]. Insgesamt wird der Rundfunk als Informationsmedium für das Sachthema Darmkrebs nur gering eingesetzt.

- **Fernsehen**

Arztserien im Sinne von Serien mit medizinischem Inhalt nehmen zwar im Fernsehen eine bedeutsame und tendenziell eher noch zunehmende Stellung ein (1998 pro Woche 64 Sendungen, Gesamtlänge 60 Stunden[24]; im Vergleich dazu 2013 nach Analyse des TV-Angebotes der Woche vom 19.-25.10.2013 in tv Hören & Sehen, Ausgabe 42, 130 Sendungen, Gesamtlänge 100 Stunden, Zuwachs somit in 15 Jahren ca. zwei Drittel). Allerdings ist der Anteil an Patienteninformationen 2013 (Analyse des TV-Angebotes der Woche vom 19.-25.10.2013 in tv Hören & Sehen, Ausgabe 42) mit 20 von 80 Stunden, also einem Viertel des Angebotes entsprechend, deutlich geringer als das Unterhaltungsangebot mit medizinischen Inhalten. Die Informationsangebote werden zusätzlich in den Online-Ausgaben der Fernsehsender in Mediatheken angeboten[25], so dass ein zeitlich unabhängiger Zugang zu der Information ermöglicht wird.

Zunehmender Beliebtheit erfreut sich die Information von Besuchern von Leistungsanbietern mittels sogenanntem „Wartezimmer-Fernsehen“[26], hier konnten im Untersuchungszeitraum 2 Videoanbieter zum Thema Darmkrebs identifiziert werden.

---

23 aok-bv.de/presse/medienservice/ratgeber/index_10847.html

24 Stulz, P.: *Live-Sendung chirurgischer Operationen im Fernsehen.* – In: Stulz, P. & Romano, G. (2008): *Medien und Medizin.* – Zürich: Chronos Verlag, S. 106.

25 ardmediathek.de/das-erste/mittagsmagazin/neue-methode-bei-darmkrebs-operationen?documentId=17465234

26 tv-wartezimmer.de/pressedownload/Gesundheit-A-Z/darmkrebs/; invidis.de/2013/02/health-care-tv-wartezimmer-informiert-im-marz-uber-darmkrebs/

- **Telefonische Informationen**

Der führende Anbieter von Patienteninformation zum Thema Krebs ist in Deutschland der Krebsinformationsdienst des Deutschen Krebsforschungszentrums in Heidelberg über Telefon: 0800/4203040 oder E-Mail: krebsinformationsdienst@dkfz.de[27]. Der Krebsinformationsdienst ist seit 1986 Anlaufstelle für alle Fragen zu Krebs. Am Telefon, per E-Mail sowie in ergänzenden Sprechstunden in Heidelberg und Dresden beantwortet der Dienst Fragen von Ratsuchenden. Im Internet bietet der Krebsinformationsdienst aktuelles Wissen, Adressen, Linktipps und Hinweise auf Fachquellen. Im sozialen Netzwerk „Facebook" vermittelt er aktuelle Nachrichten und lädt zur Diskussion ein. An diesem Anbieter kann man gut erkennen, dass zu dem ursprünglich Nur-Telefonangebot ein Präsenzangebot in 2 Universitätsstädten und ein Online-Angebot in sozialen Medien wie Facebook hinzugekommen ist.

Als weiterer Anbieter einer Telefonberatung dient die Deutsche Krebshilfe unter der Rufnummer 0228/7299095, über E-Mail: beratungsdienst@krebshilfe.de oder per Post[28] sowie die Stiftung LebensBlicke, die eine Beratung zu Darmkrebsfrüherkennung unter der Rufnummer 0800/2244221 anbietet.

Im Untersuchungszeitraum wurden mehrere Telefonsprechstunden mit Experten zum Thema Darmkrebs von Hilfsorganisationen und Leistungsanbietern wie Krankenhäusern und Zeitungen angeboten, z.B. in Marburg vom Deutschen Grünen Kreuz[29].

- **Plakate**

Aktionen zur Früherkennung werden von verschiedenen Leistungsanbietern auch auf Plakatwänden außerhalb von Praxen und Kliniken, aber auch in deren Räumen durchgeführt, z.B. die „Ich geh dahin"-

[27] krebsinformationsdienst.de/wirueberuns.php
[28] krebshilfe.de/wir-helfen/informations-und-beratungsdienst.html
[29] dgk.de/marburg-gegen-darmkrebs.html

Plakataktion vom Bund der Niedergelassenen Gastroenterologen, der Kassenärztlichen Bundesvereinigung oder der Felix-Burda-Stiftung[30].

- **Anzeigen/Briefe/E-Mails**

Die Versicherten werden heute von diversen Leistungserbringern mittels Anzeigen in Print- und Online-Medien, Briefen im Rahmen der gesetzlich verankerten Darmkrebsfrüherkennung vereinzelter Krankenkassen, z.B. Betriebskrankenkassen[31], elektronischer Post (E-Mails) sowie Informationsblättern bzw. Flyern[32] zur Darmkrebsfrüherkennung animiert.

- **Leitlinien/Vorträge**

Patienten-Vorträge von Experten für Betroffene und Angehörige werden regelmäßig zum Beispiel bei Informationstagen von Darmzentren und Tagen der offenen Tür[33] von Leistungsanbietern wie Krankenhäusern zu diversen Aspekten des Themas Darmkrebs teils visualisiert mit Ausstellungen und begehbaren Darmmodellen[34] angeboten.

Leitlinien werden von Patienten selten im Arzt-Patienten-Gespräch angesprochen, sind aber frei zugänglich[35]. Die Fachgesellschaft DGHO bietet ihre Leitlinie bezüglich Darmkrebs (Kolonkarzinom) bisher nur für Ärzte[36], nicht aber – wie bei anderen Krebsentitäten – für Betroffene oder Angehörige in „Mein Onkopedia“ an.

---

[30] ich-geh-da-hin.de/tl_files/ichgehdahin/Layout/ich-geh-da-hin300px.jpg; kbv.de/darmkrebs.html; felix-burda-stiftung.de/flyer-plakate/index.php?

[31] aerztezeitung.de/politik_gesellschaft/praevention/article/848743/darmkrebs-vorsorge-brief-maennern-ankommt.html

[32] felix-burda-stiftung.de/flyer-plakate/index.php?

[33] general-anzeiger-bonn.de/region/kreis-ahrweiler/remagen/Remagener-Klinik-oeffnet-ihre-Tueren-article1173050.html

[34] begehbare-organe.de/darmmodell.html

[35] awmf.org/leitlinien/detail/ll/021-007OL.html

[36] dgho-onkopedia.de/de/onkopedia/leitlinien/kolonkarzinom

PATIENTENBEFRAGUNG

54 der an Darmkrebs erkrankten und aktiv mit Chemo-/Immuntherapie behandelten Patienten, entsprechend 14 % aller infusional behandelten Krebspatienten der Praxiskooperation Bonn-Euskirchen-Rheinbach, wurden über ihre Mediennutzung bei Darmkrebs mittels eines standardisierten Fragebogens befragt. Dabei wurden diese Fragebögen bewusst mit nach Hause gegeben, um die Patienten und deren Angehörigen bezüglich ihrer Mediennutzung bei Darmkrebs zu erfassen. 26 Patienten (59 %) haben die Fragebögen ausgefüllt und zurückgegeben, 18 Männer (im Mittel 67 Jahre, Spanne 48-76 Jahre) und 8 Frauen (68 Jahre, 58-83 Jahre respektive). 70 % der Patienten befand sich in kurzfristiger (bis 6 Monate, Spanne 1-6), 30 % in langfristiger Behandlung (länger als 6 Monate, 7-57 Monate respektive). 79 % hatten einen Ausbildungsberuf, 21 % eine akademische Ausbildung abgeschlossen.

Bezüglich der Bekanntheit von verfügbaren Medien zur Information bei Darmkrebs unterscheiden sich Patienten von ihren Angehörigen.

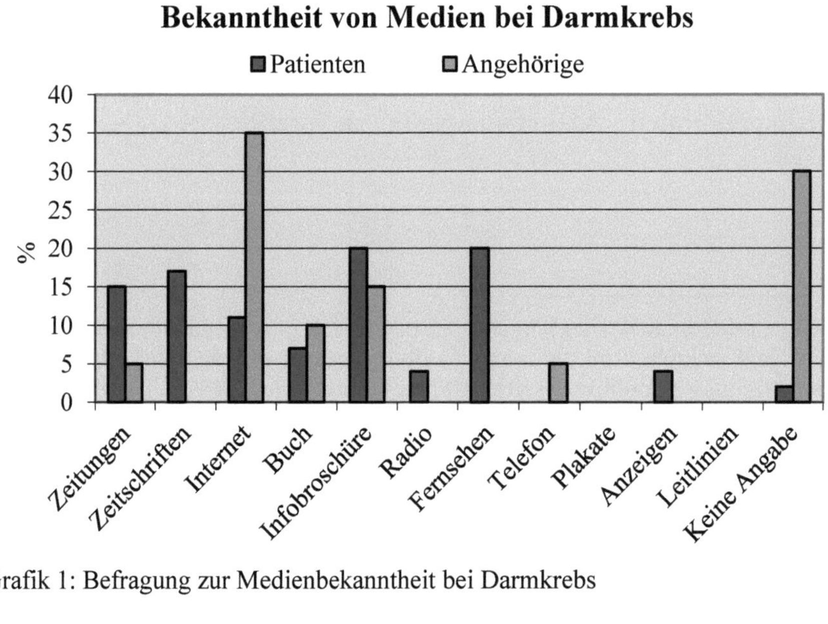

Grafik 1: Befragung zur Medienbekanntheit bei Darmkrebs

Während die Patienten Infobroschüren (20 %), Fernsehen (20 %) und Zeitschriften (17 %) auf den ersten 3 Plätzen angaben, sind den Angehörigen (nach Angaben der Patienten) gemäß den ersten 3 Nennungen Internet (35 %), Infobroschüren (15 %) und Bücher (10 %) vertraut (s. Grafik 1). Auffallend ist die Angabe von 30 % fehlender Nutzung von Informationsquellen in den Massenmedien durch die Angehörigen der Patienten.

Bezüglich der Nutzung der Medien bei Darmkrebs durch die Patienten zur Erkennung der Erkrankung, bei Beginn der Behandlung der Erkrankung und bei längerem Behandlungsverlauf (über 6 Monate) ergaben sich keine bedeutsamen Unterschiede im Verlaufe der Zeit (s. Grafik 2). Fernsehen (15 %), Infobroschüren (14 %), Zeitungen (12 %) und Zeitschriften (12 %) wurden an den ersten Stellen genannt. Auffällig ist das zunehmende Desinteresse an der Mediennutzung zur Information über Darmkrebs im Laufe der Erkrankung (Erkennung 14 %, Behandlungsbeginn 29 %, länger als 6 Monate 37 %).

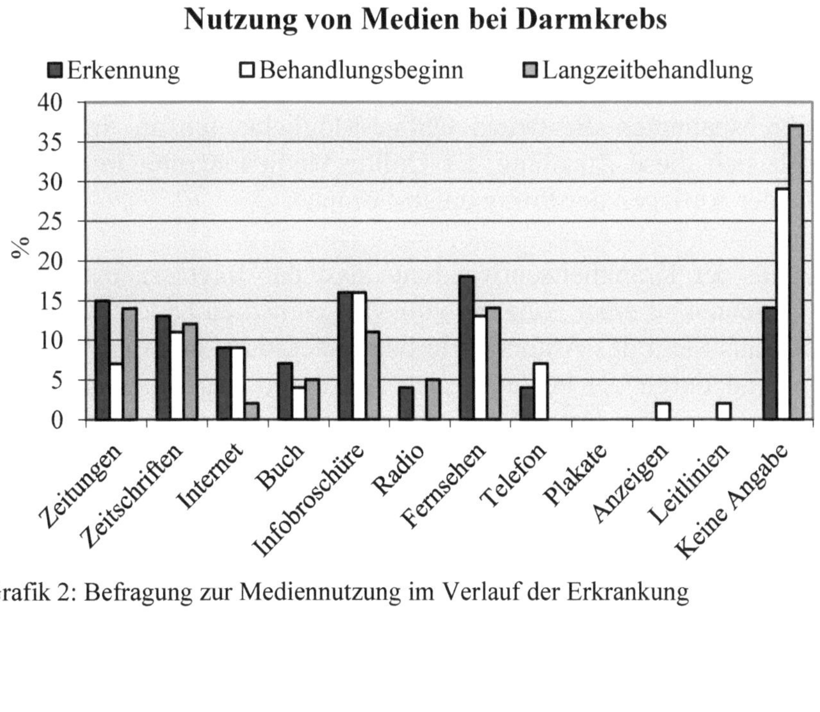

Grafik 2: Befragung zur Mediennutzung im Verlauf der Erkrankung

Bezüglich der genutzten Onlineformate werden gemäß Patientenbefragung von Darmkrebspatienten Homepages (75 %) von neutralen Anbietern, Krankenkassen, Pharmafirmen und Beratungshotlines favorisiert. Weniger häufig werden soziale Netze durch die im Mittel 70jährigen genutzt. Zunehmender Beliebtheit erfreuen sich Patienteninformationsvideos auf YouTube (13 %) und Diskussionsforen in sogenannten Chatrooms (12 %).

Diskussion

Das Angebot der Massenmedien zur Patienteninformation bei Darmkrebs ist vielfältig und umfasst zunehmend neben den Printmedien auch die Online-Medienformate im Internet sowie die Online-Datenbanken der Printmedien.

Die an Darmkrebs erkrankten und sich in einer aktiven Behandlung befindlichen Patienten sind im Mittel ca. 70 Jahre alt und diesen neuen Entwicklungen noch relativ zurückhaltend gegenüber. Allerdings finden auch Homepages und zunehmend auch Video-Filme im Internet sowie Diskussionsforen unter den Darmkrebspatienten ihre Nutzer. Demgegenüber nimmt die Generation der Kinder und Enkel dieser Darmkrebspatienten die neuen Online-Möglichkeiten an. Insgesamt spiegelt sich diese Zunahme der Online-Mediennutzung in der Abnahme der Auflagen der Printmedien-Formate.

Im Laufe der Krankheitsentwicklung lässt das Interesse der Darmkrebspatienten an einer Nutzung von Massenmedien bedeutsam nach. Dies ist aus Sicht des Autors darin begründet, dass sich die Patienten zunehmend durch die behandelnden Ärzte und das sie umsorgende Pflegepersonal über Detailfragen der Behandlung informieren lassen und generelle Informationen über die Krankheit in den Hintergrund treten. Themen für die individualisierte Information sind bei fortschreitender Behandlungsdauer zum Beispiel Hautnebenwirkungen, Blutarmut oder Fatigue. Hier besteht Bedarf, Darmkrebspatienten durch das Behandlungsteam mit Hilfe von Sonderpublikationen in

Print- und Online-Medien im Detail über Hautpflege, Blutersatztherapie, körperliche Aktivität (Sport bei Krebs) und Psychoonkologie zu informieren.

Literatur

Stulz, P. & Romano, G. (2008): *Medien und Medizin*. – Zürich: Chronos Verlag.
Bruch, H.-R. (2013): *Vorsorgekoloskopie*. – Vive 2013.

Webseiten/PDF/Zeitungen/Zeitschriften

- aerztezeitung.de/politik_gesellschaft/praevention/article/848743/darmkrebs-vorsorge-brief-maennern-ankommt.html
- aok-bv.de/presse/medienservice/ratgeber/index_10847.html
- ardmediathek.de/das-erste/mittagsmagazin/neue-methode-bei-darmkrebs-operationen?documentId=17465234
- awmf.org/leitlinien/detail/ll/021-007OL.html
- begehbare-organe.de/darmmodell.html
- bild.de/ratgeber/gesundheit/darmkrebs/live-sprechstunde-mit-krebs-experten-11566778.bild.html
- chi.charite.de/behandlung/krebserkrankungen/darmkrebs/
- darmkrebszentrale.de/serviceseite/hilfreiche-adressen-und-links. – Hrsg. Roche
- darmzentrum-bonn.de/Diagnose_Darmkrebs.htm
- dccv.de
- deutsche-apotheker-zeitung.de
- dgho-onkopedia.de/de/onkopedia/leitlinien/kolonkarzinom
- dgk.de/marburg-gegen-darmkrebs.html
- extern1.mz-web.de/mz-mec/chatProtocol.do?action=show&topicId=246&1268385331132
- felix-burda-stiftung.de
- felix-burda-stiftung.de/flyer-plakate/index.php?
- Freizeit aktuell. – 10. November 2013, S. 63ff.
- gastro-theilmeier.de/index.php?cid=137&PHPSESSID=8b7152af6fb3cff335528e6c5b2c6e94
- general-anzeiger-bonn.de/region/kreis-ahrweiler/remagen/Remagener-Klinik-oeffnet-ihre-Tueren-article1173050.html

- ich-geh-da-hin.de/tl_files/ichgehdahin/Layout/ich-geh-da-hin300px.jpg
- idzb.de/
- ilco.de: Darmkrebs
- invidis.de/2013/02/health-care-tv-wartezimmer-informiert-im-marz-uber-darmkrebs/
- kbv.de/darmkrebs.html
- krebshilfe.de/wir-helfen/informations-und-beratungsdienst.html
- krebshilfe.de/wir-informieren/material-fuer-betroffene/blaue-ratgeber.html: Darmkrebs, Stand 3/2013
- krebsinformation.de
- krebsinformationsdienst.de/wegweiser/broschueren/darmkrebs.php
- krebsinformationsdienst.de/wirueberuns.php
- krebs-kompass.org qualimedic.de/alle_sprechstunden.html
- KVB-Broschuere-Patienteninformation-Darmkrebsfrueherkennung.pdf
- kvb.de/fileadmin/kvb/dokumente/Praxis/Infomaterial/GesundheitPraevention/
- lifeline. – Herbst 1-2013, S. 34f.
- ndr.de/fernsehen/sendungen/visite/chat/chatdarmkrebsvorsorge101.html
- onkologie-aspekte.de
- roche.de/pharma/indikation/onkologie/darmkrebs/5000.html
- tk.de/centaurus/servlet/contentblob/197958/Datei/1744/TK-Broschuere-Darmkrebs-Frueherkennung.pdf
- tv-wartezimmer.de/pressedownload/Gesundheit-A-Z/darmkrebs/
- Uptodate.com
- wikipedia.org/wiki/Wikipedia:Hinweis_Gesundheitsthemen
- Youtube.com

Oncological Patient Information in the Mass Media using Bowel Cancer as an Example

Abstract

The wide range of information about bowel cancer is used differently by patients and their families on account of their different ages and media socialisation. The patients themselves mainly use television and the printed media, the relatives mainly internet and the printed media. The importance of general information about bowel cancer in the mass media declines for the patient as the disease progresses and is replaced by specific detailed information from the treatment team. There is a need to support the treatment team by means of special publications in printed and online media during the course of treatment regarding the information gathered from bowel cancer patients, for example regarding dermatological side effects, anaemia or fatigue.

Introduction

In oncology, patient information serves to inform non-medical people suffering from cancer, and their relatives. This information is designed to help both groups understand the cancer from the point of view of its symptoms and to classify examination and treatment options offered by both medical and non-medical service providers, and to choose or reject these. Patient information should warn of the benefits, risks and undesirable effects, but also of any useless, superfluous and damaging measures.

Since cancer is a mass phenomenon in the industrialised world, information on the topic is found in a range of media. In addition to printed media such as newspapers, magazines, books, information leaflets, mailings and posters, digital formats are increasingly being offered and used on the internet, emails, television, radio and telephone. The aim of this paper is to put into context the use of these mass media by those affected and their relatives at an oncological practice with three locations in the Cologne/Bonn area (Bonn, Euskirchen, Rheinbach), using the example of bowel cancer.

Material and Methods

The mass media offering information on bowel cancer were examined from 01.10.2013 to 30.10.2013. They comprised newspapers, magazines, internet, books, information brochures, radio, television, telephone information, posters, advertisements/letters/emails and guidelines/talks.

The use of these mass media formats by those affected was also analysed (the offer). On the one hand, data on the formats available were systematically collected and, on the other, patients and relatives were asked in a survey about their subjective use and the significance for the diagnosis and treatment. In a patient survey carried out by the Bonn-Euskirchen-Rheinbach specialist oncology practice, which from an oncological point of view caters for approximately 250,000 people in the Cologne/Bonn area, 54 patients suffering from bowel cancer being actively treated with chemotherapy/immunotherapy were asked, in a standardised questionnaire, about their use of the media for gathering information regarding bowel cancer.

Result

The patient information on offer regarding bowel cancer was collected from different categories, namely newspapers, magazines, internet, books, information brochures, radio, television, telephone, posters, advertisements and guidelines.

- **Newspapers**

In the national daily newspapers bowel cancer is dealt with in the main editions, supplements and online editions with information for patients and relatives (BILD, archive search: n=320; FAZ, Frankfurter Allgemeine Zeitung: archive n=133; Die Welt: archive n=243). A large proportion of the articles comprise reports in the business and stock exchange sections of the newspapers, where the results of new studies on medication and therapy procedures are reported on. On account of the size of the circulation (BILD 2.5 million; FAZ 330,000; WELT 225,000), these newspapers represent, numerically, significant sources of information on bowel cancer. However, the circulation of the newspapers has gone down enormously in the last two decades (BILD from 5 million to 2.5 million daily), so that the significance of these media is on the decline.

In the regional newspapers (e.g. Generalanzeiger Bonn, circulation 73,000: archive search n=5) the topic of bowel cancer is given little coverage, and then usually as a reminder to the public about patient information days held by service providers, or advertising a special telephone consultation hour offered by the daily newspaper. It is noteworthy that the regional newspapers – in contrast to the nationals, which act independently – have been collecting their articles in an online archive since 1983 (genios.de). No fewer than 37,000 entries are related in some way to bowel cancer. By means of an easy-to-use search function via key words, and by arranging according to publication date, the reader can quickly find information on detailed topics such as ”bowel cancer and screening“. In this medium, there is a good correlation between up-to-date information in the printed media and the information database, built up from regional newspaper articles, so that the information is quickly available and is available beyond the current issue.

- **Magazines**

In the weekly news magazines such as Focus (archive search: n=723) and Spiegel (archive search: n>100) the topic of bowel cancer is regularly dealt with, covering such aspects as diagnostics, treatment, after-care, nutrition, and reports of well-known people who have bowel cancer. With circulations of over 500,000 (Focus) and approx. 900,000 (Spiegel) these news magazines have a wide readership. Sales, however, have gone down significantly since 1998 – Focus 32 % and Spiegel 15 %. As a result, the online offer of these media, including the archive searches on interesting topics, is becoming increasingly important. Here, too, people are using the printed news magazine in conjunction with an online issue and an online archive.

In magazines which come out weekly, fortnightly, monthly or quarterly, the so-called tabloids or "yellow press" (yellow journalism, circulation 21 million, of which 9 million are weekly) and which comprise, in particular, women's magazines and men's health magazines, bowel cancer is mostly dealt with from the point of view of recommendations on nutrition and early recognition, but is also discussed with reference to well-known people affected by cancer. In a random sample taken on 26.10.2013 the yellow press magazines displayed in a large supermarket were screened for the term bowel cancer. In 136 newspapers, only once was the term bowel cancer mentioned (in "lifeline"[1]) and that was in an article concerning "Check-up, when do I have to go to the doctor's, 20 symptoms A-Z". Under the rubric "Diarrhoea", along with inflammatory bowel disease and overactive thyroid, bowel cancer was listed as a possible, even if somewhat rare, cause, without giving any further clarification. In the copy of "Freizeit aktuell", also on display, 10th November 2013 issue, there is a "Big Extra: Recommended by Specialist Doctors: The 28 best screening tests for a long life". This report contains no mention whatsoever of bowel cancer screening, not even by means of the FOB test, let alone coloscopy screening as a standard procedure[2].

---

1 *lifeline*. – Herbst 1-2013, S. 34f.

2 *Freizeit aktuell*. – 10. November 2013, S. 63ff.

Only on rare occasions does the yellow press include information on bowel cancer screening given by experts, e.g. as part of pharmacy magazines[3] for the patient (Apothekenumschau: n=74) and for specialist staff (DAZ: n=277). Whether this is due to a lack of demand, given a figure of under 20 % for people who take advantage of endoscopic bowel cancer screening, the "unsavoury" preparatory measures with the laxative drink, or the embarrassing endoscopic examination procedure, is a moot point.

As regards not publishing factual patient information, the women's magazines do not differ from the men's health magazines. This is also valid for the online issues of these yellow press formats (archive sample target group women – Gala: n=18, Freundin: n=8, Brigitte: n=13, Maxi Wunderweib: n=11, Women's Health: n=6, Cosmopolitan: n=5, Fem: n=4, AMICA: n=3, JOY: n=1, Für Sie: n=0, Petra: n=0; target group men – Men's Health: n=8).

A significant exception to this is "Bunte". Felix Burda, born on 25th November 1967, the son from editor Hubert Burda's first marriage, died of bowel cancer at the end of January 2001. As a consequence, the Felix Burda Stiftung[4] (Felix Burda Foundation) commits to bowel cancer screening and awareness of the illness by, amongst other things, including various articles in "Bunte" (archive sample n=119, weekly circulation 562,666).

- **Internet**

The internet offers a wide range of information on bowel cancer, predominantly via the homepages of service providers (mostly doctors cooperating with bowel centres[5], hospitals[6], and the pharmaceuticals

---

[3] Bruch, H.-R. (2013): *Vorsorgekoloskopie.* – Vive 2013; deutsche-apotheker-zeitung.de

[4] felix-burda-stiftung.de

[5] idzb.de/

[6] chi.charite.de/behandlung/krebserkrankungen/darmkrebs/; darmzentrum-bonn.de/Diagnose_Darmkrebs.htm

industry[7]). In addition, there are the self-help groups[8], independent advice services[9], survey hotlines[10] and internet databases containing information which the patient can understand[11]. Nearly all printed media have a web site or present their information as a PDF which can be downloaded.

In addition to digital-written media, video portals such as YouTube (archive sample n=2.180) and others[12] are becoming increasingly popular on the internet regarding patient information on bowel cancer. Even the most up-to-date scientific information is made available here, prepared in way that the patient can understand, some by non-experts, some by cancer sufferers, and some by experts on the subject from the medical profession.

The lay network Wikipedia[13] expressly impresses – and rightly so – upon the reader the necessity of verifying internet-based information by using common sense or by consulting medical experts: "Contributions may be wrong and may include recommendations detrimental to health".

Social media such as Facebook (10 groups with approx. 200 members) have so far not given much coverage to the topic, probably on account of the young age of the users. On the other hand, service providers are networked in social media (archive sample based on key words "bowel cancer": XING: n=52, LinkedIn: n=17, Twitter: n=5).
Discussion fora, such as chat rooms, provide an important and regular opportunity for those already affected with bowel cancer to exchange

---

7 darmkrebszentrale.de/serviceseite/hilfreiche-adressen-und-links. – Hrsg. Roche
8 ilco.de; dccv.de
9 onkologie-aspekte.de
10 krebsinformation.de
11 Uptodate.com
12 Youtube.com;onkologie-aspekte.de
13 wikipedia.org/wiki/Wikipedia:Hinweis_Gesundheitsthemen

information with other sufferers and with experts[14]. In addition to exchanging information directly in the chat room, these question and answer sessions take place via phone, television or telephone consulting slots organised by newspapers. Some of these are then uploaded into the internet in the form of a report[15].

- **Books**

Information for patients with bowel cancer on topics such as nutrition, screening, and treatment is available in various self-help books in local and online bookshops (Amazon: n=192, Lehmanns: n=79, Thalia: n=38). What is striking in this respect is the very varied range available from online bookshops.

- **Information Brochures**

As regards patient information, the German Cancer Aid [Deutsche Krebshilfe] brochures are widely used and are available in print or as a download (PDF). They are supported by the medical profession, are free of charge, and are up-to-date (as at 3/2013)[16]. In addition to private individuals, health service providers can request larger numbers of brochures from Deutsche Krebshilfe and can put them out on display or give them out to those interested. Further providers are, for example, self-help groups such as the Deutsche ILCO – a self-help organisation for stoma patients and people with bowel cancer[17] – and others who offer their brochures and flyers via the cancer information service in Heidelberg[18]. The health insurance companies e.g. the technical

---

14 krebs-kompass.org qualimedic.de/alle_sprechstunden.html

15 bild.de/ratgeber/gesundheit/darmkrebs/live-sprechstunde-mit-krebs-experten-11566778.bild.html;
extern1.mz-web.de/mz-mec/chatProtocol.do?action=show&topicId=246&1268385331132;
http://www.ndr.de/fernsehen/sendungen/visite/chat/chatdarmkrebsvorsorge101.html

16 krebshilfe.de/wir-informieren/material-fuer-betroffene/blaue-ratgeber.html: Darmkrebs, Stand 3/2013

17 ilco.de: Darmkrebs

18 krebsinformationsdienst.de/wegweiser/broschueren/darmkrebs.php

workers' health insurance scheme [Techniker Krankenkasse][19] informs its members and their relatives about the disease – with particular reference to the statutory screening program – by means of printed and PDF files which can be downloaded from the internet. The pharmaceuticals industry, e.g. Roche Pharma[20], offers a whole range of printed and PDF information brochures, in particular, as one would expect, on the topic of medicinal tumour therapy. Other service providers, especially the panel doctors' associations, in Bavaria for instance[21], also offer appropriate information material. Apart from that, all patients who are treated at a certified bowel cancer centre are given, on being discharged from an in-patient stay, an information folder with appropriate information material on treatment following colon cancer surgery or treatment prior to surgery for rectal cancer.

- **Radio**

As well as occasional ask-an-expert sessions[22] this medium also provides information on bowel cancer, with original sound tracks [Radio-O-Töne][23], again with the support of the health insurance companies. On the whole, however, as an information medium for bowel cancer, radio does not provide much coverage.

- **Television**

Doctors' TV series, i.e. series with a medical content, are on the increase, significantly so, and the trend is continuing (64 programmes per week in 1998, a total duration of 60 hours[24] compared to 130 broadcasts, total duration 100 hours in 2013 – as shown by an analysis of the TV

---

19 tk.de/centaurus/servlet/contentblob/197958/Datei/1744/TK-Broschuere-Darmkrebs-Frueherkennung.pdf

20 roche.de/pharma/indikation/onkologie/darmkrebs/5000.html

21 kvb.de/fileadmin/kvb/dokumente/Praxis/Infomaterial/GesundheitPraevention/KVB-Broschuere-Patienteninformation-Darmkrebsfrueherkennung.pdf

22 gastro-theilmeier.de/index.php?cid=137&PHPSESSID=8b7152af6fb3cff335528e6c5b2c6e94

23 aok-bv.de/presse/medienservice/ratgeber/index_10847.html

24 Stulz, P.: *Live-Sendung chirurgischer Operationen im Fernsehen.* – In: Stulz, P. & Romano, G. (2008): *Medien und Medizin.* – Zürich: Chronos Verlag, S. 106.

programmes during the week 19.10.-25.10.2013 in the magazine “tv Hören & Sehen” No. 42). This is an increase of about two thirds over a period of 15 years. However, the proportion of specific patient information in 2013 (analysis of TV programmes during the week 19.10.-25.10.2013 in “tv Hören & Sehen” No. 42) is only a quarter of the whole viewing time – 20 out of 80 hours – and is significantly less than the proportion of normal entertainment in programmes with a medical content. This information is also obtainable in the online editions of the TV channels in media libraries[25], so that the information is accessible at any time.

Those people going to the surgeries of service providers benefit from the increasing popularity of so-called “waiting room TV” [Wartezimmer-Fernsehen][26]. During the period covered by this investigation, we were able to identify 2 sources offering videos showing films on the topic of bowel cancer.

- **Telephone Information**

The leading provider of patient information in Germany on the subject of cancer is the cancer information service at the cancer research centre in Heidelberg [Krebsinformationsdienst des Deutschen Krebsforschungszentrums in Heidelberg], Tel. 0800-4203040 or email: krebsinformationsdienst@dkfz.de[27]. Since 1986 the cancer information service has been the place to go for all questions on cancer. The service answers questions put by those seeking advice by telephone, email, and during complementary consultation hours in Heidelberg and Dresden. On the internet, the cancer information service provides up-to-date information, addresses, tips on links, and cites specialist sources. The social network “Facebook“ posts current news and invites discussions.

---

25 ardmediathek.de/das-erste/mittagsmagazin/neue-methode-bei-darmkrebs-operationen?documentId=17465234

26 tv-wartezimmer.de/pressedownload/Gesundheit-A-Z/darmkrebs/; invidis.de/2013/02/health-care-tv-wartezimmer-informiert-im-marz-uber-darmkrebs/

27 krebsinformationsdienst.de/wirueberuns.php

From this it can be seen that, in addition to the telephone-only service, there are services in 2 university towns and an online service social medium such as Facebook.

A further provider of telephone advice is German Cancer Aid [Deutsche Krebshilfe], obtainable on 0228-7299095, by email: beratungsdienst@krebshilfe.de or by post[28] and "LebensBlicke" [Stiftung LebensBlicke], a foundation which offers advice on the early diagnosis of bowel cancer on 0800-2244221.

In the period covered by this investigation, several aid organisations, service providers such as hospitals, and newspapers, offered telephone consultations with experts on the subject of bowel cancer, e.g. the German Green Cross [Deutsches Grünes Kreuz] in Marburg[29].

- **Posters**

Early diagnosis campaigns are carried out by various service providers on notice boards outside doctors' practices and hospitals and also inside their surgeries, e.g. by the Association of Gastroenterologists [Bund der Niedergelassenen Gastroenterologen] with the slogan "I'm going" ["Ich geh dahin"] on their poster campaign, the National Association of Statutory Health Insurance Physicians [Kassenärztlichen Bundesvereinigung] or the Felix Burda Foundation [Felix-Burda-Stiftung][30].

- **Advertisements/letters/emails**

Several insurance service providers try to persuade their members to go to early diagnosis sessions for bowel cancer by means of advertisements in printed and online media or via letters as part of the national system established for the early diagnosis of bowel cancer run by some health

---

28 krebshilfe.de/wir-helfen/informations-und-beratungsdienst.html

29 dgk.de/marburg-gegen-darmkrebs.html

30 ich-geh-da-hin.de/tl_files/ichgehdahin/Layout/ich-geh-da-hin300px.jpg; kbv.de/darmkrebs.html; felix-burda-stiftung.de/flyer-plakate/index.php?

insurance schemes, e.g. occupational health insurance schemes[31], or by electronic post (emails) or information sheets such as flyers[32].

- **Guidelines/Talks**

Patient talks given by experts for those affected and their relatives are regularly offered for example, in the form of information days at bowel centres and open days[33]. They are organised by service providers such as hospitals and deal with various aspects of bowel cancer, sometimes visually in the form of displays and walk-in models of the bowel.[34]

During doctor-patient conversations patients seldom speak about guidelines. They are, however, freely available[35]. The specialist association DGHO [German Association for Haematology and Oncology] has offered guidelines on bowel cancer (colon cancer) only to doctors[36] so far, and not – as in the case of other cancers – to patients and their relatives in "Mein Onkopedia" [My Oncology Encyclopaedia].

Patient Interviews

By means of a standardised questionnaire, 54 of those patients with bowel cancer who are being actively treated with chemotherapy/immunotherapy – which corresponds to 14 % of all cancer patients treated with infusions – at the Praxiskooperation Bonn-Euskirchen-Rheinbach were asked about their media use regarding bowel cancer. The questionnaire was deliberately given to the patients to take home and answered there, so as to collect data from both bowel cancer patients and their relatives with regard to their media use in

---

31 aerztezeitung.de/politik_gesellschaft/praevention/article/848743/darmkrebs-vorsorge-brief-maennern-ankommt.html
32 felix-burda-stiftung.de/flyer-plakate/index.php?
33 general-anzeiger-bonn.de/region/kreis-ahrweiler/remagen/Remagener-Klinik-oeffnet-ihre-Tueren-article1173050.html
34 begehbare-organe.de/darmmodell.html
35 awmf.org/leitlinien/detail/ll/021-007OL.html
36 dgho-onkopedia.de/de/onkopedia/leitlinien/kolonkarzinom

respect of bowel cancer. 26 patients (59 %) filled in the questionnaire and returned it, 18 men (mean age 67 years old, age range 48-76 years), 8 women (mean age 68 years old, age range 58-83 years). 70 % of the patients were in the short term (up to 6 months, range 1-6), 30 % in long-term treatment, longer than 6 months (7-57 months respectively). 79 % had learned a trade, 21 % had an academic background.

Patients and their relatives differed with regards to their awareness of available media for obtaining information on bowel cancer.

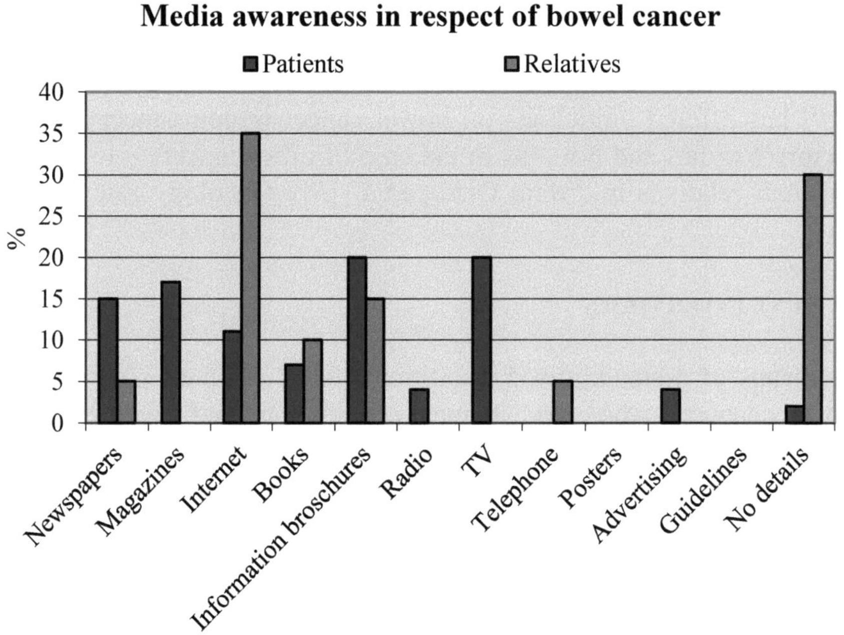

Fig. 1: Questionnaire on media awareness in respect of bowel cancer

Patients placed information brochures (20 %), TV (20 %) and magazines (17 %) in their first 3, relatives (according to details supplied by the patients) informed themselves via the internet (35 %), information brochures (15 %) and books (10 %) (see Fig. 1). What is noticeable is that 30 % of the patient's relatives report no use of information sources in the mass media.

With regard to the use of the media in the case of bowel cancer by patients who used them to recognise the disease, when starting treatment, and in the case of long-term therapy (over 6 months) there were no significant differences in the use of the media (see Fig. 2). TV (15 %), information brochures (14 %), newspapers (12 %) and magazines (12 %) were named as the most often used. It is interesting to note the level of disinterest in the media use of information on bowel cancer during the course of the disease (recognition 14 %, start of therapy 29 %, longer than 6 months 37 %).

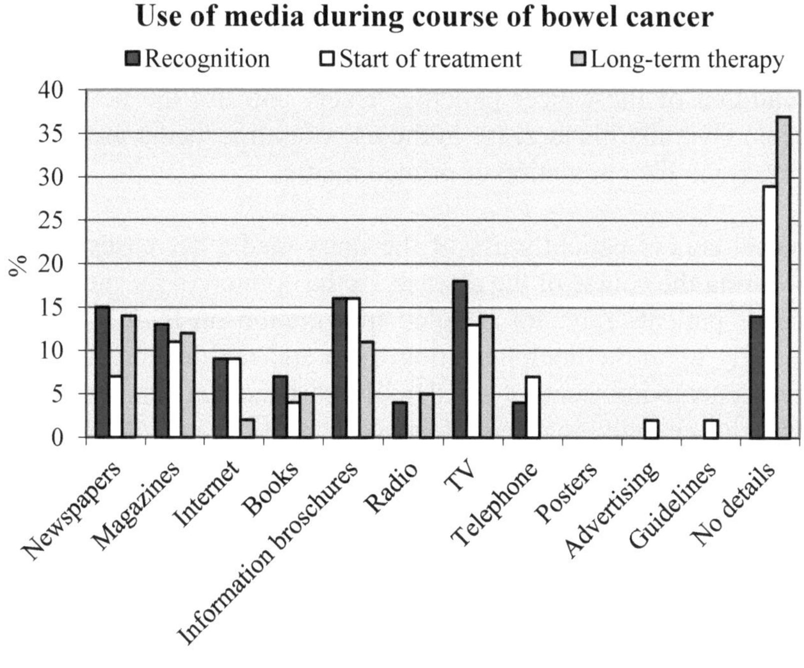

Fig. 2: Questionnaire regarding the use of the media during the course of the illness

Patients with bowel cancer who returned the questionnaires favoured the web sites (75 %) of neutral providers, pharmaceutical companies, and advice hotlines. Social networks are less frequently used by the mid-seventy range. Increasingly popular are patient information videos on YouTube (13 %) and discussion fora in chat rooms (12 %).

DISCUSSION

The offer in the mass media regarding patient information on bowel cancer is very wide and increasingly comprises, in addition to the printed media, online media formats on the internet and the online databases of the printed media.

Those patients with bowel cancer who are undergoing active therapy are on average 70 years old and are relatively reticent as regards new developments. However, among bowel cancer patients, some use is made of web sites and video films on the internet and discussion fora. In contrast, the generation of the relatives, in the form of children and grandchildren of the cancer patients, accept and use the new online provision. Overall, this increase in the use of online media use mirrors the decrease in the circulation of printed media.

The bowel cancer patient's use of the mass media decreases significantly during the course of the disease. In the opinion of the author this is because patients rely, for detailed information on their treatment, increasingly upon the doctor treating them and the nursing staff, and because general information on the illness becomes less important. Topics for more individualised information as the treatment progresses are e.g. the dermatological side effects, anaemia or fatigue. Here, there is a need to give bowel cancer patients detailed information, via the treatment team, with the help of special publications in the printed and online media, on the topics of skin care, blood substitution therapy, physical activity (sport with cancer) and psycho-oncology.

Bibliography

Stulz, P. & Romano, G. (2008): *Medien und Medizin.* – Zürich: Chronos Verlag.

Bruch, H.-R. (2013): *Vorsorgekoloskopie.* – Vive 2013.

Websites/PDF/Newspapers/Magazines

- aerztezeitung.de/politik_gesellschaft/praevention/article/848743/darmkrebs-vorsorge-brief-maennern-ankommt.html
- aok-bv.de/presse/medienservice/ratgeber/index_10847.html
- ardmediathek.de/das-erste/mittagsmagazin/neue-methode-bei-darmkrebs-operationen?documentId=17465234
- awmf.org/leitlinien/detail/ll/021-007OL.html
- begehbare-organe.de/darmmodell.html
- bild.de/ratgeber/gesundheit/darmkrebs/live-sprechstunde-mit-krebs-experten-11566778.bild.html
- chi.charite.de/behandlung/krebserkrankungen/darmkrebs/
- darmkrebszentrale.de/serviceseite/hilfreiche-adressen-und-links. – Hrsg. Roche
- darmzentrum-bonn.de/Diagnose_Darmkrebs.htm
- dccv.de
- deutsche-apotheker-zeitung.de
- dgho-onkopedia.de/de/onkopedia/leitlinien/kolonkarzinom
- dgk.de/marburg-gegen-darmkrebs.html
- extern1.mz-web.de/mz-mec/chatProtocol.do?action=show&topicId=246&1268385331132
- felix-burda-stiftung.de
- felix-burda-stiftung.de/flyer-plakate/index.php?
- Freizeit aktuell. – 10. November 2013, S. 63ff.
- gastro-theilmeier.de/index.php?cid=137&PHPSESSID=8b7152af6fb3cff335528e6c5b2c6e94
- general-anzeiger-bonn.de/region/kreis-ahrweiler/remagen/Remagener-Klinik-oeffnet-ihre-Tueren-article1173050.html

- ich-geh-da-hin.de/tl_files/ichgehdahin/Layout/ich-geh-da-hin300px.jpg
- idzb.de/
- ilco.de: Darmkrebs
- invidis.de/2013/02/health-care-tv-wartezimmer-informiert-im-marz-uber-darmkrebs/
- kbv.de/darmkrebs.html
- krebshilfe.de/wir-helfen/informations-und-beratungsdienst.html
- krebshilfe.de/wir-informieren/material-fuer-betroffene/blaue-ratgeber.html: Darmkrebs, Stand 3/2013
- krebsinformation.de
- krebsinformationsdienst.de/wegweiser/broschueren/darmkrebs.php
- krebsinformationsdienst.de/wirueberuns.php
- krebs-kompass.org qualimedic.de/alle_sprechstunden.html
- KVB-Broschuere-Patienteninformation-Darmkrebsfrueherkennung.pdf
- kvb.de/fileadmin/kvb/dokumente/Praxis/Infomaterial/GesundheitPraevention/
- lifeline. – Herbst 1-2013, S. 34f.
- ndr.de/fernsehen/sendungen/visite/chat/chatdarmkrebsvorsorge101.html
- onkologie-aspekte.de
- roche.de/pharma/indikation/onkologie/darmkrebs/5000.html
- tk.de/centaurus/servlet/contentblob/197958/Datei/1744/TK-Broschuere-Darmkrebs-Frueherkennung.pdf
- tv-wartezimmer.de/pressedownload/Gesundheit-A-Z/darmkrebs/
- Uptodate.com
- wikipedia.org/wiki/Wikipedia:Hinweis_Gesundheitsthemen
- Youtube.com